AF324782

DE L'UTILITÉ

DE

L'ANATOMIE CLASTIQUE [*],

SOUS LE RAPPORT

DU CHOIX, DE L'EMPLOI, DE LA CONSERVATION

DU CHEVAL,

ACQ. 42.644
HENNEQUIN

ET DE L'AMÉLIORATION

DE LA RACE CHEVALINE.

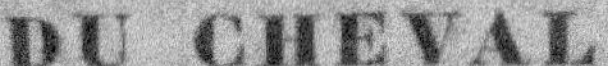

> Il ne suffit pas de beaucoup produire,
> il faut enseigner à bien produire.

———————◆◆◆———————

L'étude de l'anatomie du cheval paraît avoir été regardée longtemps dans le monde, et peut-être y est encore considérée comme n'ayant d'utilité que pour les hommes qui doivent se livrer à l'art de soigner les maladies des animaux ; de là résulte que l'enseignement des notions les plus nécessaires à tous ceux qui s'occupent du cheval, est entièrement relégué dans les écoles vétérinaires, quoique aujourd'hui on puisse le donner partout, clairement, d'une manière simple, dans un temps très-court, et débarrassé des dégoûts qui en paraissaient inséparables.

(*) De Κλάω (K'lao), rompre, briser, c'est-à-dire, modèles d'anatomie composés de pièces solides, qui peuvent aisément se monter et démonter, s'enlever une à une, comme dans une véritable dissection.

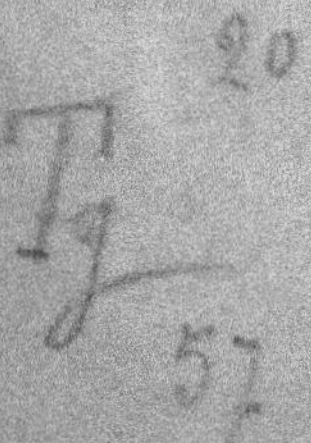

Il est cependant facile de comprendre que des notions générales sur les différentes parties qui entrent dans la composition du cheval, et sur la manière dont elles fonctionnent, sont de la plus grande importance pour ceux qui doivent s'occuper du *choix*, de l'*emploi* et de la *conservation* de ce précieux animal.

Aussi le gouvernement a-t-il établi un enseignement élémentaire d'anatomie et de physiologie, envisagé sous ce triple point de vue, à l'école royale de cavalerie, dans les dépôts de remonte, et dans tous les corps de troupes à cheval. Et pour donner aux cours l'uniformité indispensable, un programme, discuté et arrêté par une commission composée des hommes les plus compétents de l'armée, a fixé les connaissances anatomiques et physiologiques qui doivent être données aux officiers et sous-officiers de cavalerie. Un ouvrage, rédigé en deux volumes d'après ce programme, a été publié en 1830, par ordre du ministre, sous le titre de *Cours d'équitation militaire*.

Si cet enseignement n'a pas produit jusqu'ici tout le bien qu'on en espérait, la cause doit en être attribuée à l'insuffisance des moyens employés pour les démonstrations. Quelque habile, en effet, que soit un professeur, il ne parviendra jamais à donner à ses auditeurs une idée nette de la forme et de la disposition des muscles, des vaisseaux, des nerfs, des viscères, tant qu'il n'aura à leur présenter qu'un simple squelette, des dessins, ou quelques rares bas-reliefs. Encore moins, avec de si faibles moyens, parviendra-t-il à faire comprendre comment fonctionnent les organes, et par conséquent quelles sont les précautions qu'il faut constamment prendre pour conserver le cheval en bon état de santé, ou celles qui doivent le mettre à l'abri des accidents qui le rendent si souvent impropre au service.

Le *cheval élastique* (*) semble satisfaire à toutes les exigences

(*) *Extrait du rapport de M. le lieutenant-colonel Jacquemin.* — C'est au moyen d'une pâte spéciale, qui n'a rien de commun avec le carton-

d'un pareil cours, en permettant de montrer, commodément, à tout le monde, en tous lieux, autant de fois que les besoins peuvent l'exiger, chacune des parties qui entrent dans la composition du cheval, avec leurs formes, leurs couleurs, etc.;

pierre, que M. Auzoux fait ses préparations. Cette pâte, à l'état frais, se coule dans des moules, y prend les empreintes les plus délicates, et acquiert ensuite, par la dessiccation, de la légèreté, de l'élasticité et une solidité égale à celle du bois. Le modèle de M. Auzoux représente un très-petit cheval au repos (1 mètre 16); l'enveloppe cutanée a disparu, mais les muscles peaussiers ou panicule charnu ont été conservés. La moitié latérale droite ne forme qu'une masse sur laquelle se dessine l'écorché; la moitié latérale gauche seule se démonte pièce par pièce. Aussitôt que le panicule charnu est enlevé, apparaissent tous les muscles superficiels : interstices, reliefs, tendons, aponévroses, vaisseaux, nerfs, rapport de juxtaposition, couleur, tout est merveilleusement reproduit. Les différents muscles se détachent ensuite successivement et montrent, avec une précision inouïe, leurs connexions, leurs origines et insertions, les artères, veines et nerfs qui les pénètrent.

On avance ainsi de couche en couche jusqu'au squelette. Alors se révèlent la position respective des ligaments d'après le mode d'articulation, les cartilages de prolongement, etc.

Ces études terminées, d'autres tableaux plus curieux encore vont s'offrir à notre admiration ; nous allons pénétrer dans les grandes cavités splanchniques.

Une coupe verticale met d'abord à découvert l'intérieur du crâne. Nous pouvons y démontrer, fragment par fragment, le cerveau et le cervelet, suivre leurs circonvolutions, sonder leurs ventricules.

Une coupe horizontale et une charnière adaptée à l'arrière du bassin permettent à toute la partie supérieure du corps de se relever, absolument comme le couvercle d'une boîte. Alors on reste extasié devant un tableau en relief d'une vérité saisissante, présentant, dans leur position respective, tous les organes et viscères contenus dans les cavités thoracique et abdominale, et cela avec une telle perfection de teinte, de forme et de couleur, que l'illusion est complète.

Je ne sache rien qui puisse approcher de la valeur scientifique et artistique de cette partie du sujet. Mais ce n'est pas tout : nous pouvons démontrer, un à un, les viscères et les organes, les isoler pour les étudier plus à l'aise, comme nous l'avons fait des muscles ; enfin des coupes par-

d'opérer promptement le déplacement et le replacement de ces parties, aussi souvent qu'il le faut pour en faire bien connaître les relations mutuelles, l'ensemble et le mécanisme. Avec cet appareil anatomique il ne paraît pas douteux que les officiers et sous-officiers ne puissent apprendre, en deux mois (selon l'expression du lieutenant-colonel Jacquemin), et surtout savoir à fond, ce qu'ils apprenaient autrefois à grand'peine en deux ans, sans jamais peut-être l'avoir bien compris.

Riche de ces connaissances, l'officier de cavalerie, appelé à faire LE CHOIX D'UN CHEVAL , analysera mieux toutes les parties sur lesquelles doit porter son attention. Il appréciera mieux l'état normal de chaque organe, les petites altérations qui peuvent faire soupçonner un commencement de tare, d'inflammation, ou de toute autre disposition pathologique. Connaissant les ressorts, les rouages de la machine animale, il comprendra l'importance qu'il doit attacher à la conformation de la charpente et au développement de l'appareil musculaire; il saisira mieux les proportions voulues pour les exercices et les travaux militaires, la valeur des caractères auxquels on re-

ticulières, pratiquées dans l'estomac, le cœur et le poumon, nous révèlent tous les mystères de leur organisation intime.

Le pied, cet organe si éminemment important, mérite une étude spéciale : une coupe verticale nous montre les replis si nombreux et si variés de la boîte cornée; les foyers de production, d'accroissement et d'entretien de l'ongle, les moyens merveilleux par lesquels la nature a garanti la sensibilité si exquise du tissu podophilleux de la compression douloureuse des corps durs, entre lesquels il est pour ainsi dire suspendu.

Toutes les pièces ayant été démontées et rangées suivant leur ordre numérique, on les remonte ensuite comme une sorte de mosaïque, pour recomposer le sujet complet. La double manœuvre du démontage et du remontage est tellement simple qu'on l'apprend en une leçon; puis, avec un peu d'habitude, huit ou dix minutes suffisent pour l'exécuter sans confusion possible, et cependant il y a plus de deux cents pièces séparées, portant au moins trois mille numéros de renvoi à des tableaux synoptiques qui facilitent l'étude.

connaît la beauté, la solidité et les défectuosités naturelles du cheval, les conditions qui doivent le faire préférer ou rejeter.

*Sous le rapport de l'*EMPLOI, le cavalier sachant, par l'étude des muscles, comment s'établit le centre de gravité dans les différents mouvements, comment de son déplacement résultent la locomotion, le saut, etc., comprendra de quelle manière il peut diminuer la fatigue du cheval, et dans quel cas il l'augmente : connaissances aussi nécessaires pour donner à l'homme à cheval de la solidité, de la facilité dans les mouvements, que pour ménager les forces et prolonger les services que l'on retire de l'animal. L'action de l'homme sur le cheval est assez puissante, dit l'auteur du *Cours d'équitation* (*), pour rendre le mauvais médiocre, et le médiocre, bon : il aurait pu ajouter, et le bon, mauvais.

Sous le rapport de la CONSERVATION, les connaissances physiologiques, base des lois de l'hygiène, feront apprécier les signes auxquels on peut reconnaître si l'animal est en état de santé ou de maladie. Prévenu que certains dérangements graves peuvent exister dans les fonctions les plus importantes avec des signes quelquefois à peine apparents, le propriétaire visitera souvent son cheval au repos et en exercice; il l'examinera sous tous les points de vue, observera la manière dont s'opère chaque fonction ; il tiendra compte des plus petites modifications, en déduira des conséquences, et préviendra souvent, par de simples précautions, des maladies graves et quelquefois funestes.

Connaissant la manière dont se font toutes les fonctions animales, l'officier de cavalerie évitera des écarts de régime analogues à ceux qui, en quelques semaines, ont causé la perte d'une grande partie de la cavalerie française : en 1808

(*) Tome II, p. 232.

en Espagne (*) et en 1812 en Russie (**); ici, parce que l'alimentation était trop laxative; là, parce qu'elle était trop riche en principes nutritifs; l'une et l'autre cependant pouvant également produire de bons effets, si l'emploi en eût été réglé conformément aux lois physiologiques. Appréciant mieux l'influence d'un exercice convenable, de la pureté de l'air, des variations de température, de la nourriture, l'officier évitera, sinon en totalité, du moins en partie, les accidents qui déciment journellement la cavalerie, et, au lieu du renouvellement par 7e, nous obtiendrons le renouvellement par 10e, et peut-être encore quelque chose de mieux.

Si les connaissances anatomiques et physiologiques sont indispensables pour le *choix*, l'*emploi*, la *conservation* du cheval, elles ne seront pas d'une moindre utilité pour la *production*, la *propagation* et l'*amélioration* de la race chevaline: question de la plus haute importance sous le rapport de l'agriculture et de la défense du pays.

La France a, dit-on, besoin de trois millions de chevaux (***) qui se renouvellent par 10e. Ces trois millions, elle les a, et

(*) Il en est de l'orge comme de tous les végétaux . . . . Aussi ce grain (l'orge) est-il excellent en Espagne et extrêmement nutritif; on l'y regarde même comme ayant déterminé les nombreux accidents et surtout les fourbures très-graves qui suivirent l'entrée des Français dans ce royaume, en 1808. Il fallut une expérience qui coûta infiniment à la cavalerie, parce que l'on ignorait les moyens de l'hygiène pour apprendre par quelles précautions on devait assurer les bons effets de cette nourriture, et comment on pouvait accoutumer les chevaux aux nouvelles habitudes qu'il fallait leur donner. — *Cours d'équitation militaire*, t. II, p. 16.

(**) En juin 1812, 90,000 chevaux ont passé le Niémen; en août, arrivés à Smolensk, plus de moitié étaient morts. Pour nourrir les chevaux, il fallut recourir aux blés verts et aux autres fourrages sur pied. Cette nourriture, donnée sans mesure, amena la perte de la cavalerie. (*Nouvelle école d'équitation suivie de la diététique, etc.*, par le colonel Siodolkowicz. — 1841.)

(***) *Annales des Haras et de l'Agriculture*, t. II, p. 271 et suiv.

peut-être même davantage. Or, les naissances étant chaque année de trois cent mille, on pourrait croire que le nombre de poulains qu'elles produisent est suffisant ; mais il n'en est pas ainsi, car les statistiques officielles nous apprennent que chaque année vingt-huit mille chevaux, achetés à l'étranger, franchissent notre frontière, et que la France est dans l'impossibilité de les fournir : cela vient de ce que nous ne savons pas diriger l'élevage de manière à trouver dans nos produits toutes les sortes de chevaux qui nous sont nécessaires. Ce ne sont ni les chevaux de trait, ni les chevaux de poste qui manquent, mais les chevaux de selle et d'attelage, les chevaux de guerre et de luxe, c'est-à-dire des chevaux qui réunissent la vitesse à la force.

Si, pour remédier à un état de choses aussi affligeant, les tentatives devaient se borner à l'amélioration des races par l'entre-croisement, on pourrait croire que tout a été fait par l'État et les particuliers depuis plus d'un siècle. Mais ce n'est pas dans l'imperfection de nos races que se trouve uniquement la cause de cette pénurie, comme on semble l'avoir cru jusqu'à présent ; elle est plutôt *dans le mode d'élevage*, qui a pour résultat réel de fournir, avec un bon poulain, un cheval médiocre et souvent défectueux, et avec un poulain médiocre, un cheval sans valeur. Ici, on laisse le jeune cheval à rien faire ; là, on l'écrase de travail ; on soumet sans discernement au même exercice et celui qui est taillé pour la selle et celui qui est taillé pour le trait ; on donne le même genre de nourriture aux constitutions les plus diamétralement opposées ; on développe indistinctement la poitrine, le ventre, les muscles ou les os.

De là tant de chevaux tarés, difformes, sans ensemble, sans proportions, sans haleine, sans force et sans vigueur.

Tel cheval, taillé pour la course, est mis au trait jusqu'à l'âge de cinq ans ; dès lors les muscles qui servent à la course s'atrophient par défaut d'exercice ; et ceux, au contraire, qui servent à la traction, se développent outre mesure.

Les articulations longues qui rendaient le cheval propre à la selle se faussent ; de là les tares (*).

Attelé avec des chevaux de trait ou des bœufs dont le pas, en raison de la disposition des leviers qui font mouvoir les jambes, n'est que de quelques centimètres, le jeune cheval, au lieu d'apprendre à étendre ses mouvements, s'habitue au contraire à les restreindre. Plein d'ardeur par la noblesse de sa race, il épuise ses forces avec ces animaux lents, et ruine ses articulations.

Le tube intestinal du jeune cheval, développé outre mesure par le genre de nourriture, diminue d'autant la capacité de la poitrine, comprime les poumons, amène tous les accidents connus sous les noms de pousse, d'asthme, d'haleine courte, etc. Le poumon, comprimé, ne reçoit plus assez d'air ; et par cette insuffisance d'air, le sang n'étant pas suffisamment oxygéné, le cheval de la race la plus noble devient lent et paresseux.

C'est à l'époque de leur développement que les animaux exigent surtout des soins bien entendus, parce qu'alors s'établissent les proportions du squelette et les masses musculaires, et c'est au contraire, malheureusement, l'époque à laquelle le jeune cheval est généralement confié aux mains les moins intelligentes.

Nul doute, en conséquence, que le manque de chevaux de selle et d'attelage ne soit moins dans la nature et dans le nombre des produits que dans le mode actuel de l'élevage, qui tient au défaut de connaissances physiologiques des éleveurs.

Que faudrait-il donc faire pour donner aux éleveurs les connaissances qui leur manquent ? Ce qu'on a fait pour les éleveurs de moutons.

(*) Pour montrer les tares osseuses, en faire comprendre la cause, le siége et la marche, le docteur Auzoux a reproduit par ses procédés d'anatomie clastique une série d'os malades, montrant depuis le principe jusqu'au maximum de développement toutes les affections connues sous le nom de *courbes, jardes, éparvins, formes, suros, osselets*, etc.

Longtemps on avait cru que les moutons à laine fine (les mérinos) ne pouvaient venir qu'en Espagne, dont tous les pays étaient alors tributaires, et pour se soustraire à ce tribut, on avait, comme on le fait aujourd'hui pour la race chevaline, propagé les béliers pour la monte; et cependant on n'en a obtenu que des résultats négatifs.

On créa des écoles de bergers (*); et les élèves de ces écoles, auxquels on avait donné des notions élémentaires d'anatomie, des principes de physiologie et d'hygiène, portèrent dans les centres de fabrication les moyens d'améliorer les races, de les nourrir, de les soigner, de les loger convenablement; ces écoles ont alors produit leur fruit, elles ont créé l'art de faire des mérinos, et l'ont porté partout.

Pourquoi n'en serait-il pas de *même* pour la race chevaline? Formons aussi des écoles d'*hippiatres*, dans lesquelles nous donnerons des notions d'anatomie, de physiologie et d'hygiène.

Cette création est d'autant plus facile qu'elle peut être faite sans frais pour l'État.

Au cours d'hippiatrique déjà obligatoire dans tous les corps de troupes à cheval, donnons plus d'étendue aux applications anatomiques et physiologiques.

Huit leçons peuvent suffire à ce complément; et alors chaque officier ou sous-officier, chaque soldat libéré du service, portera dans chaque centre de fabrication l'art de nourrir, de soigner, d'exercer, de loger les jeunes chevaux, de multiplier les produits, d'améliorer les races; et ces connaissances, portées dans nos campagnes, dans nos fermes, profiteront à la race chevaline et aux autres animaux domestiques.

Mais cet enseignement n'est possible qu'avec le secours du *cheval clastique*.

Déjà le gouvernement a fait placer un de ces modèles

(*) *Annales des Haras et de l'Agriculture*, t. II, p. 1 et suiv.

à l'école royale de cavalerie, dans chaque dépôt de remonte, à l'école des haras. Espérons que bientôt la mesure sera générale pour tous les corps de troupes à cheval.

C'est le vœu exprimé par tous les hommes qui ont vu le cheval clastique, et par tous ceux qui s'intéressent à l'agriculture et à la défense du pays.

⁂

Voir le rapport fait à l'Académie royale de médecine de Paris, en juillet 1845, *sur le cheval clastique*, par M. *Renault*, professeur et directeur de l'école royale d'Alfort, au nom d'une commission composée de MM. *Duméril*, *Blandin*, *Girard*, *Barthélemy* aîné et *Bouley* jeune. (*Bulletin de l'Académie royale de médecine*, t. X, 925.)

Rapport, sous le titre de *Compte rendu de l'Anatomie clastique et de l'influence qu'elle doit avoir sur l'instruction de la cavalerie*, par M. Jacquemin, lieutenant-colonel à l'école royale de cavalerie de Saumur.
(Extrait du *Moniteur de l'armée*, 10 août 1846.)

La circulaire adressée à MM. les Préfets des départements par M. le Ministre de l'instruction publique, pour appeler l'attention des conseils généraux et des conseils municipaux sur les avantages qu'offrirait l'anatomie clastique dans les écoles de médecine, dans les bibliothèques, dans les musées et les autres établissements publics, si ces préparations étaient mises à la portée des praticiens, des élèves, et des hommes qui se livrent à l'étude des sciences naturelles. (*Journal général de l'instruction publique*, 18 août 1838, partie officielle.)

Ces rapports et tous ceux qui ont été faits sur les modèles d'hommes et les autres préparations à l'Académie de médecine, en 1823, par le professeur Desgenettes ; en 1825, par M. Allard ; en 1831, par M. Raffos ; en 1844, par M. le professeur Blandin ; à l'Institut de France, en 1825, par MM. Duméril et Portal ; en 1830, par MM. Boyer, Serres et Geoffroy-Saint-Hilaire, seront envoyés *franco* à ceux qui en feront la demande, ainsi que les tableaux synoptiques indiquant les détails qui se trouvent sur chaque modèle.

Depuis 1824, époque à laquelle le gouvernement fit la commande d'un premier *modèle d'homme* complet, un grand nombre d'exemplaires ont été expédiés en France dans les hôpitaux de la guerre, de la marine, des colonies, dans les écoles et dans les facultés de médecine, dans les hôpitaux des départements, à l'école des Beaux-Arts, et dans la plupart des principales villes de l'Angleterre, de la Russie, des Pays-Bas, de la Belgique, de l'Espagne, de l'Italie, de la Suède, des États-Unis, etc., etc., etc. *Des modèles du cheval* ont été envoyés à l'école royale de cavalerie, dans tous les dépôts de remonte, à l'école des haras, au Conservatoire des arts et métiers de Paris, pour le cours d'agriculture, aux États-Unis, etc.

CATALOGUE

DES PRÉPARATIONS

D'ANATOMIE CLASTIQUE

DU Dr AUZOUX,

RUE DE L'OBSERVANCE, 2, PLACE DE L'ÉCOLE DE MÉDECINE.

1847.

Pour se procurer des préparations d'Anatomie clastique, il suffit d'adresser une demande à M. Auzoux, et les fonds, soit par les messageries, soit par un bon sur la poste ou sur un banquier de Paris.

Au prix fixé par le programme, on doit ajouter, pour l'emballage, caisse et support, 60 fr. pour le grand modèle, 50 fr. pour le moyen, et 100 fr. pour le cheval.

LOCATIONS.

Pour une rétribution mensuelle assez modique, le docteur Auzoux met ses préparations à la disposition des Praticiens qui lui en font la demande, soit pour Paris, soit pour les départements.

PRIX.

N° 1. — *Cheval de* 1 m. 20 cent., anatomie complète offrant plus de 3,000 objets de détails, se décomposant en 127 pièces ou morceaux........... 4000 fr.

2. — *Le même*, moins complet, montrant sur un côté les muscles, nerfs et vaisseaux de la couche superficielle; sur l'autre côté, les muscles, nerfs et vaisseaux de la couche moyenne, et dans les cavités tous les organes splanchniques s'enlevant séparément comme dans le modèle complet... 2000

3. — 30 *Mâchoires* accusant nettement l'âge du cheval aux différentes époques de la vie..... 200

4. — *Tares osseuses*, montrant, depuis le principe jusqu'au maximum de développement, les affections connues sous le nom de *courbes*, *jardes*, *éparvins*, *formes*, *suros*, *osselets*.......... 200

5. — *Le pied du cheval*, montrant la disposition de la boîte cornée, du tissu podophilleux, du coussinet plantaire, des vaisseaux, nerfs, etc. Toutes ces parties se détachant séparément..... 50

6. — *Le modèle d'homme* complet est un homme de grandeur naturelle; il se compose de 130 parties que l'on peut détacher; 1700 objets de détails s'y trouvent, c'est-à-dire, tout ce que peut indiquer le traité le plus complet d'anatomie descriptive..... 3000

7. — *Modèle d'homme* de 1 m. 16 cent. (3 pieds 1/2), sur lequel se trouvent les mêmes coupes, les mêmes détails que sur le grand. Le prix n'est que. 1000

8. — *Modèle de 82 cent.* (2 pieds 1/2), offrant tous les détails nécessaires pour le praticien, quoique les coupes et les détails soient un peu moins multipliés que sur les deux précédents..... 500

9. — *Tout petit modèle* de 55 cent. (1 pied 1/2) aussi complet que le précédent..... 250

10. — *Pour les vaisseaux lymphatiques*, le grand modèle d'homme de 1 m. 82 cent. (5 pieds 1/2), représentant d'un côté l'écorché avec les veines superficielles; de l'autre, les os, avec le réseau vasculaire complet, artères et veines, depuis le cœur jusqu'aux plus petites divisions, avec tous les ganglions et vaisseaux lymphatiques connus..... 3000

11. — *Modèle de* 1 m. 16 cent. (3 pieds 1/2) *pour les vaisseaux lymphatiques*, disposé de la même manière que le grand..... 1000

12. — *Pour l'enseignement de la physiologie* dans les colléges royaux, et pour tous les établissements qui ne s'occupent que de notions générales d'histoire naturelle, le grand modèle de 1 m. 82 cent. (de 5 pieds 1/2), représentant d'un côté, les muscles et les vaisseaux de la couche superficielle; de l'autre côté seulement les muscles et les vaisseaux de la couche profonde; du reste, offrant, pour les organes renfermés dans les cavités splanchniques, les mêmes coupes, les mêmes détails que sur le modèle complet. 1000

13. — *Modèle de* 1 m. 16 cent. (3 pieds 1/2), *pour les colléges*, disposé comme le précédent. . . . . 500 fr.

14. — *Modèle de femme*, sur lequel se trouvent les muscles et les vaisseaux de la couche superficielle, tous les organes que renferment les cavités thorachique et abdominale. Chaque organe peut s'enlever séparément, le bassin peut se détacher du sujet; avec lui, les organes de la génération, les muscles, les nerfs, les vaisseaux. 1000

15. — 14 *utérus* montrant le produit de la gestation, les membranes de l'œuf, la vésicule vitelline, l'espace qu'occupent les liquides au 10e, au 20e jour, au 1er, 2e, 3e, 4e, 5e, 6e, 7e, 8e et 9e mois de la conception; des exemples de la grossesse tubaire et ovarique. 500

16. — *Bassin de femme* avec les vertèbres lombaires, le diaphragme, les muscles, les vaisseaux, les nerfs et les organes de la génération. 300

17. — 7 *utérus* avec le produit de la conception au 20e jour, 1er, 2e, 3e, 4e, 7e et 9e mois. 300

18. — *Pubis* avec les organes internes et externes de la génération, et 3 utérus montrant le produit de la conception au 20e jour, 1er et 3e mois. . . . 150

19. — *Cœur de fœtus* de grande dimension, se divisant en deux moitiés, montrant la disposition du trou de Botal, la valvule d'Eustache, le canal artériel, etc. 50

20. — *Cervelet*, moelle épinière, dans toute son étendue, avec l'origine des nerfs spinaux. 50

21. — *Cerveau, cervelet, protubérance annulaire, et bulbe rachidien*, sans les vaisseaux, pour l'étude du système nerveux de l'homme et des animaux vertébrés; préparation sur laquelle on peut suivre les faisceaux médullaires du bulbe depuis leur origine jusqu'à leur terminaison : chaque partie constituante de l'encéphale pouvant se détacher séparément. 150

22. — *Pour la vision*, un œil de très-grande dimension, avec une portion de l'orbite, les muscles, les vaisseaux, les nerfs, les membranes, le corps vitré, etc. 60

23. — *Le même*, montrant l'œil divisé dans toute son étendue au moyen d'une coupe verticale. 60

24. — *Pour l'audition*, un temporal de 60 cent. (2 pieds) de long, montrant l'oreille interne, externe et moyenne, dans ses plus petits détails, l'épanouissement des nerfs auditifs, etc. 150

25. — *Temporal moitié moins grand* que le précédent, offrant les mêmes détails. 100

26. — *Même préparation*, dans des proportions gigantesques, pour montrer l'audition dans les oiseaux. 50

27. — *Même préparation*, pour l'audition dans les poissons. 50

28. — *Moitié de tête* de grande dimension, montrant la base du crâne, l'œil, l'oreille, les fosses nasales, la bouche, la langue, le pharynx, le larynx, avec les muscles, les vaisseaux, les nerfs, jusque dans leurs plus petits détails. 250

29. — *Larynx* de grande dimension, cartilages, muscles, vaisseaux et nerfs. 10

30. — *Hanneton* complet, 12 fois grand comme nature, avec les muscles, les vaisseaux, les nerfs, les viscères, se décomposant en autant de fragments qu'il a d'organes, et offrant plus de 600 objets de détail indiqués par autant de numéros. 250

31. — *Colimaçon* comme type des mollusques, 12 fois grand comme nature; anatomie complète, offrant plus de 600 objets de détail. 250

32. *Sangsue* (*Hirudo medicinalis*) gigantesque (66 cent. de long), montrant l'appareil vasculaire, nerveux, digestif, de la reproduction et de la locomotion. 200

33. — *Collection d'organes*, propres à montrer comment s'opèrent, dans toute la série animale, depuis l'homme jusqu'au zoophyte, les fonctions

SÉPARÉMENT			ENSEMBLE	
	De la digestion.	350		
	De la circulation.	350		1000
	De l'innervation.	350		
	De la respiration.	120		

PARIS. — Typographie de FIRMIN DIDOT frères, rue Jacob, 56.

www.ingramcontent.com/pod-product-compliance
Lightning Source LLC
LaVergne TN
LVHW010249060726
842527LV00007B/2688